DE
L'ALBUMINURIE

DANS LA

CIRRHOSE ATROPHIQUE

PAR

Albert POTIQUET

Docteur en médecine de la Faculté de Paris

PARIS

A. PARENT, IMPRIMEUR DE LA FACULTÉ DE MÉDECINE

A. DAVY, successeur

31, rue Monsieur-le-Prince, 31

1883

DE

L'ALBUMINURIE

DANS LA

CIRRHOSE ATROPHIQUE

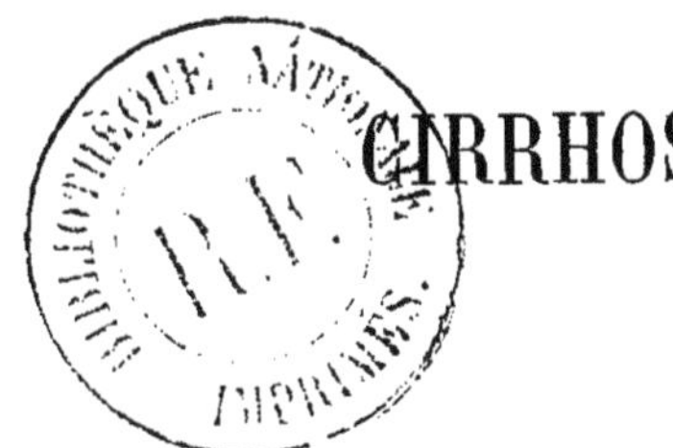

PAR

Albert POTIQUET

Docteur en médecine de la Faculté de Paris,

PARIS

A. PARENT, IMPRIMEUR DE LA FACULTÉ DE MÉDECINE

A. DAVY, successeur

31, rue Monsieur-le-Prince, 31

1883

DE L'ALBUMINURIE

DANS LA CIRRHOSE ATROPHIQUE.

L'albuminurie n'est pas un symptôme rare dans le cours de la cirrhose atrophique. Frerichs en fait mention dans son traité des maladies du foie, mais il semble ne lui reconnaître qu'une seule cause, une lésion rénale concomitante. « Assez fréquemmant, dit-il, l'urine, par suite de la dégénérescence rénale accompagnant l'affection du foie, renferme de l'albumine. J'en ai trouvé 8 fois sur 36 cas. »

Murchison, dans ses leçons cliniques sur les maladies du foie, attire l'attention sur une autre cause possible d'albuminurie. « Une grande quantité de liquide dans le péritoine, dit-il, peut déterminer la présence de l'albumine dans l'urine, indépendamment de toute affection rénale, l'albumine disparaissant quand, sous l'influence de la paracentèse, disparaît la pression exercée sur les veines rénales. » Dans ses leçons sur les troubles fonctionnels du foie, il insiste de nouveau sur cette seconde cause d'albuminurie et, plus loin, consacre quelques lignes à l'exposition de certains faits qui tendent à démontrer qu'en dehors des deux causes déjà citées, l'albuminurie peut en reconnaître une troisième. Cette dernière, plus contestée, consiste en un trouble fonctionnel particulier du foie.

L'albuminurie nous apparaît ainsi comme pouvant être, durant l'évolution de la cirrhose atrophique, sous la dépendance des trois grandes causes générales qu'on invoque dans l'étude de la pathogénie de ce symptôme.

Elle peut dépendre, dit-on communément :

1o d'une modification des éléments anatomiques de la substance rénale.

2o D'un trouble de la circulation générale ou de la circulation locale du rein.

3o D'une altération préalable de la crase sanguine dont l'albuminurie serait la conséquence immédiate.

C'est à l'étude de ces trois causes d'albuminurie dans le cours de la cirrhose atrophique que sont consacrées ces quelques pages.

La première de ces causes est trop universellement admise pour que nous y insistions longuement. La seconde nous arrêtera davantage. Deux des observations qui figurent à la fin de ce travail et qui nous ont été communiquées très obligeamment par M. Talamon, chef de clinique médicale à la Faculté, en sont des exemples extrêmement nets. Bien que passée sous silence par la plupart de nos livres classiques, cette cause d'albuminurie est plus fréquente qu'on ne pourrait le croire.

Nous ne donnerons que quelques développements sur la troisième cause qui est vivement discutée. Sur cette question de l'origine dyscrasique de l'albuminurie, la science tâtonne encore aujourd'hui. La distinction des albumines en rétractiles et non rétractiles sembla un moment la mettre complètement hors de doute : mais, hélas ! cette distinction née d'hier, a vécu.

Avant d'aborder l'étude de chacune de ces causes d'albuminurie, il convient de définir chacun des termes de notre sujet et d'en fixer les limites.

Par albuminurie, il faut entendre ici la présence dans l'urine de deux variétés d'albumine, sérine et globuline, contenues dans le sérum du sang, que le filtre rénal laisse transsuder. Nous éliminons ainsi les autres espèces d'albumine que peut contenir l'urine, telles que celle due à la présence du pus, du sang, de la lymphe. Ces deux substances albuminoïdes, sérine et globuline, sont toutes deux précipitables par l'acide nitrique et la chaleur, mais séparables au moyen du sulfate de magnésie.

La globuline précipitée par le sulfate de magnésie, est souvent en quantité supérieure à la sérine dans l'urine albumineuse ; de plus elle parait exister toujours, et parfois, suivant les recherches d'Estelle inspirées par M. le professeur Lépine, de Lyon (Revue mensuelle, 1880), elle constitue à elle seule l'albuminurie chez l'homme. Ces deux substances albuminoïdes constituent également l'albumine du sérum du sang, et suivant Estelle, il existe une concordance parfaite entre la proportion des deux matières albuminoïdes du sérum sanguin et celle des mêmes matières de l'urine albumineuse.

Cela porte à penser que la proportion de celles-ci dans l'urine est jusqu'à un certain point sous la dépendance de la composition du sérum sanguin. Outre la sérine et la globuline, l'urine peut encore contenir d'autres variétés d'albumine qui existent également dans le sang dans certaines circonstances, variétés qui ne rentrent pas dans l'albuminurie au sens où nous l'entendons ici. Ainsi, suivant d'Arsonval (Société de biologie, 1879), on trouve dans l'urine à l'état normal, des peptones, non coagulables par les acides et la chaleur, mais précipitables par l'alcool. Ces peptones existeraient surtout dans les urines de la digestion. A l'état pathologique, on les rencontrerait dans certains états fébriles, comme la fièvre typhoïde. On y trouverait également l'albumine du blanc d'œuf, mais seulement lorsqu'elle a été ingérée en en quantité immodérée.

La présence de la sérine et de la globuline dans l'urine se décèle par l'action de l'acide nitrique et de la chaleur. Mais un réactif propre à déceler les moindres traces d'albumine que laisserait passer inaperçues l'acide nitrique combiné ou non à la chaleur, c'est le réactif de Tanret qui, on le sait, est une solution de biodure de mercure dans l'iodure de potassium. Quelques gouttes versées suffisent. S'il ne se produit pas de précipité, c'est qu'il n'existe pas d'albumine dans l'urine, si au contraire l'urine se trouble, c'est qu'elle renferme soit des alcaloïdes (morphine, caféine, etc.), soit de l'albumine. Il est facile de différencier celle-ci des premiers, car les alcaloïdes se dissolvent par la chaleur, tandis que sous l'action de cette dernière, le précipité albumineux s'accentue.

Mais en quel point du parenchyme rénal s'opère

cette filtration d'albumine ? Est-ce au niveau du glomérule ou des tubes contournés?

Cette question de physiologie pathologique, fort discutée il y a quelques années, semble maintenant résolue. On le doit en partie aux expériences de Nussbaum sur la grenouille. La circulation rénale offre en effet chez la grenouille une disposition spéciale, bien faite pour élucider ce point de pathogénie. Chez elle, la circulation dans le glomérule et celle des capillaires des canaux contournés forment comme deux systèmes indépendants, le peloton vasculaire étant fourni par l'artère afférente, le lacis veineux qui entoure les canaux contournés provenant d'une sorte de veine porte rénale.

De ces expériences il résulte que la filtration de l'albumine s'effectue par le glomérule et en dehors de toute participation du labyrinthe. On a produit des albuminuries expérimentales chez des animaux, soit par la ligature temporaire de l'artère rénale (Overbeck), soit par l'injection dans les veines de blanc d'œuf (Ch. Bernard), soit par l'empoisonnement par la cantharide (Cornil). Or, si les reins des animaux soumis à ce genre d'expérience sont, peu après le début de l'albuminurie, arrachés rapidement de l'abdomen et jetés immédiatement dans l'eau bouillante, l'albumine se coagulant au lieu même où elle a été sécrétée, apparaît distendant la cavité glomérulaire. Enfin, nouvelle preuve de la transsudation de l'albumine au niveau du glomérule à l'exclusion du labyrinthe : « Dans le rein cardiaque, dit M. Charcot (Conditions pathogéniques de l'albuminurie. Progrès médical, 1880-1881), au moins dans la première phrase de son développement, et alors que depuis longtemps cependant les urines sont albumineuses, les cellules de l'épithélium labyrinthique ne présentent aucune modification morphologique appréciable. »

Il est ici question de l'albuminurie dans la cirrhose atrophique seule. L'étude de ce symptôme dans les autres formes de cirrhose nous aurait entrainé trop loin. Cependant il est prudent de faire ici une réserve. Les derniers travaux sur les inflammations ou dégénérations chroniques du foie (Dieulafoy, Guiter), en montrant la fréquente association de ces diverses évolutions morbides, doivent rendre le clinicien circonspect lorsqu'il veut établir le diagnostic de la variété de cirrhose. Les cirrhoses mixtes sont au moins aussi fréquentes que les types si tranchés de cirrhose atrophique, hypertrophique, graisseuse, etc, dont on donnait naguère une description trop précise pour n'être pas un peu schématique. Aussi, bien que les symptômes présentés par les malades qui font le sujet des observations publiées plus loin répondent à ceux qu'on attribue d'ordinaire à la cirrhose atrophique, cependant comme l'examen nécroscopique n'a pu confirmer le diagnostic porté pendant la vie, il est prudent de faire quelque réserve sur la nature exacte de la lésion anatomique et il est possible que dans quelqu'un de ces cas une lésion autre que la néoplasie conjonctive ait envahi simultanément le parenchyme hépatique.

CHAPITRE PREMIER.

Si l'on se reporte à la principale cause pathogénique
de la cirrhose atrophique, l'alcoolisme, l'existence
dans le cours de cette affection d'une albuminurie te-
nant à une lésion rénale n'a rien qui doive surpren-
dre. Déjà dans leur traité de Chimie biologique paru
en 1854, Bécquerel et Rodier parlent de la concomi-
tance du mal de Bright chez les cirrhotiques. Sur
50 cas de cirrhose du foie, Dickinson dit avoir trouvé
8 fois les reins granuleux. Gr.-Stewart, sur 100 cas de
rein contracté, a trouvé 15 fois la cirrhose. « Le mal
de Bright dans sa forme atrophique, dit M. Charcot
(Leçons sur les maladies du foie et des reins. p. 252),
est quelquefois sous la dépendonce de l'alcoolisme. Il
n'est donc pas singulier de le voir coexister assez fréquemment avec la cirrhose. » Dans le résumé de ses
leçons sur les néphrites publié dans la Revue mensuelle de médecine, année 1881, il indique comme
cause de la néphrite interstitielle, après la goutte et le
saturnisme, l'alcoolisme : il ajoute que l'abus des alcooliques, celui surtout des liqueurs distillées prises à
l'état de concentration, peut être considéré comme
une cause matérielle et en quelque sorte palpable,
bien que, suivant les observations de Dickinson, l'influence de cet agent ait été singulièrement exagérée.
M. Lancereaux, si compétent en matière d'alcoolisme,
lui attribue une grande part dans les altérations ré-

nales : mais son opinion a varié sur la nature de ces altérations. Dans l'article « Alcoolisme » du dictionnaire encyclopédique, il avait admis avec Christison, Johnson, Gr.-Stewart, Dickinson en Angleterre, Rosenstein en Allemagne et la plupart des médecins français, que l'alcoolisme était une cause fréquente de néphrite interstitielle. Mais dans l'article « Rein » du même dictionnaire, publié plus tard, il dit que cette manière de voir, qu'il avait acceptée autrefois, lui paraît maintenant complètement inexacte. « Une plus longue expérience, dit-il, et l'examen nécroscopique de plusieurs centaines d'alcooliques m'ont appris que l'altération rénale qui survient chez ces individus est invariablement la dégénérescence graisseuse. »

L'étude des observations de cirrhose atrophique consignées dans les ouvrages de Frerichs, de Murchison, ne permet pas de trancher cette question. L'aspect extérieur des reins seul s'y trouve mentionné et en termes trop vagues pour qu'il soit possible d'en tirer une conclusion. La lecture des observations de cirrhose alcoolique qui figurent dans les bulletins de la Société anatomique conduirait à une opinion plus éclectique que celle de Lancereaux, car on y trouve mentionnées tantôt la dégénérescence graisseuse des reins, tantôt une néphrite interstitielle le plus souvent peu accusée, tantôt enfin, et cela dans la grande majorité des cas, un simple état d'hyperémie passive. Les dégénérescences épithéliale et surtout amyloïde paraissent infiniment plus rares. Quoi qu'il en soit de ces opinions divergentes, ce qui se dégage de ces affirmations et de ces observations, c'est qu'il n'est pas rare

de voir une altération anatomique des reins coexister
avec la cirrhose atrophique, ces deux lésions étant
sous la dépendance d'une même cause, l'alcoolisme.

Ces deux processus, l'un inflammatoire, néopla-
sique, l'autre simplement dégénératif, doivent même
s'associer souvent dans le tissu rénal, comme ils s'as-
socient d'ailleurs volontiers dans le foie même; et si
l'on considère l'état sous lequel agit l'alcool dans chacun de ces organes, on devra reconnaître que les lésions irritatives dues à l'action de l'alcool doivent être
beaucoup plus développées dans le foie que dans le
rein où doivent prédominer les lésions dégénératives.
En effet, l'alcool, ingéré en grande quantité, et alors
qu'il n'y a souvent aucun aliment dans l'estomac, est
rapidement absorbé par les ramifications de la veine
porte. Il pénètre ainsi dans le foie presque à l'état de
pureté. Il y chemine dans les petits vaisseaux inter-
lobulaires et, par ses propriétés irritantes, y provoque
une irritation, puis une inflammation qui se traduira
bientôt par la production de cellules embryonnaires de
tissu conjonctif au pourtour des vaisseaux-portes,
plus tard, par la permanence des mêmes causes mor-
bifiques, ces éléments multipliés constitueront un
tissu nouveau qui, se rétractant, donnera au foie cirrhotique son aspect et sa consistance caractéristiques.
L'alcool au contraire n'arrive aux reins qu'en proportion beaucoup plus faible. Avant d'aborder ces organes,
n'a-t-il pas dû traverser les poumons qui en ont éli-
minéune plus ou moins grande partie. Suivant
Liebbotin et Voït, cinq heures après l'ingestion de
l'alcool, 5 0/0 de l'alcool ingéré aurait été éliminé par
la voie pulmonaire, 2 0/0 par les reins. De plus, l'al-

cool ingéré arrive au foie par grandes masses peu de
temps après son ingestion, tandis qu'il ne pénètre dans
les reins que beaucoup plus dilué et à dose fractionnée
pour ainsi dire. A ces modes d'action différents doivent correspondre, ce semble, des processus de nature différente. Là doit dominer l'irritation et la prolifération conjonctive, ici une évolution morbide d'un
autre caractère, plutôt dégénérative. L'altération des
reins dans l'alcoolisme doit donc être moins l'effet
d'une action irritante locale que la conséquence de la
modification générale imprimée à l'organisme tout en-
tier, et cette modification se traduit à la fois par la
sclérose et par la dégénérescence stéatosique des
tissus.

Si l'on se place à un point de vue plus général, on
reconnaît que les lésions de nutrition frappent volon
tiers simultanément les substances hépatique et rénale.
Dans la syphilis, dans l'impaludisme, elles sont souvent affectées de lésions homologues. La dégénérescence amyloïde les frappe presque toujours à la fois, bien
qu'à des degrés divers. Dans le diabète, les reins sont
souvent atteints consécutivement à la maladie primi-
tive. Une observation de M. Castex, consignée dans les
Bulletins de la Société anatomique de l'année 1877,
nous montre un lymphadénome développé simultanément dans ces deux organes. La même année, M. La-
taste présentait les pièces provenant de l'autopsie d'un
individu chez lequel une dégénérescence kystique du
foie et des reins s'était développée parallèlement.
M. Juhel-Rénoy, dans la *Revue mensuelle de médecine*
de 1881, faisait paraître une note sur un cas semblable ; enfin, les derniers travaux des anatomo-patholo-
gistes ont établi sans contestation la simultanéité fré-

quente de cette dégénérescence kystique hépatique et rénale.

Les études récentes sur la physiologie du foie nous montrent la glande hépatique élaborant certaines substances comme l'urée, que le rein est ensuite chargé d'éliminer de l'organisme. N'établissent-elles pas ainsi entre ces deux organes une sorte de parenté qui doit se retrouver dans toute évolution morbide ?

En résumé, les lésions rénales qu'on rencontre au cours de la cirrhose atrophique sont surtout la sclérose et la stéatose, soit isolées, soit associées. Les caractères anatomiques du rein scléreux, est-il besoin de les rappeler, sont, à la période initiale, les suivants : augmentation de volume ou volume normal, capsule fibreuse non adhérente, absence de granulations à la surface; à la coupe, teinte grisâtre du tissu rénal, et à l'examen microscopique prolifération de cellules et de noyaux embryonnaires infiltrant la trame conjonctive, l'épithélium des canalicules restant indemne de toute lésion appréciable. A la période atrophique : reins diminués de volume, surface inégale, d'une coloration rouge, capsule fortement adhérente; la capsule enlevée, la surface du rein apparaît parsemée de petites granulations miliaires jaunâtres, et de place en place quelques petits kystes à contenu liquide. A la coupe, consistance fortement accrue ; on reconnaît alors que l'atrophie intéresse d'une façon prépondérante la substance corticale, parsemée d'un nombre variable de petits kystes semblables à ceux qu'on découvre à la surface du rein dépouillé de son enveloppe fibreuse.

Dans la stéatose rénale, c'est également sur la substance corticale que porte la lésion qui intéresse l'épithélium. A une période avancée, les reins sont augmentés de volume, par suite de la tuméfaction des cellules dégénérées, et leur consistance est amoindrie. Sur une coupe, la substance corticale apparaît d'une coloration blanc jaunâtre, due à l'infiltration graisseuse des cellules de l'épithélium ; les pyramides ont au contraire une teinte bleuâtre, résultat d'une congestion collatérale.

Le seul signe révélateur de ces lésions qui doit nous occuper ici, l'albuminurie, est loin d'être en relation directe avec elles et avec leur gravité. Et d'abord on sait qu'il n'est pas rare de trouver à l'autopsie des reins manifestement altérés et quelquefois à un degré fort avancé, alors que rien pendant la vie du sujet, ni les symptômes subjectifs ou objectifs, ni l'examen réitéré des urines, n'avait pu mettre le clinicien sur la trace de ces altérations. Le petit rein granuleux rouge en particulier, suivant Mahomed (*The Lancet*, 1879), passe souvent inaperçu. D'autre part, dans la néphrite interstitielle, l'albuminurie n'est pas un symptôme du début, et même dans la maladie confirmée, elle ne se montre souvent qu'en petite quantité et d'une façon intermittente. Dans la stéatose rénale, l'albuminurie n'existe pas davantage dès le début de la lésion rénale. En tant que symptôme de stéatose rénale, elle est même niée par M. Lecorché. « La symptomatologie de la stéatose rénale est à peu près nulle », dit-il. Ebstein, au dire de M. Labadie-Lagrave (art. Reins, Dict. Jaccoud), dans l'intérêt de certaines idées théoriques sur la pathogénie de l'albuminurie, soutient que dans la stéatose rénale l'albuminurie s'observe dans les seuls cas où la dégénérescence graisseuse se complique d'une altération avec perméabilité accrue de la paroi des vaisseaux du reièsn etd'un abaissement de la pression sanguine. Il paraît cependant impossible que la dégénérescence graisseuse envahisse une notable portion de l'épithélium glandulaire du rein, et persiste longtemps sans amener des altérations de composition des urines.

En dehors du grand symptôme albuminurie, peut-on reconnaître à quelque signe l'état morbide des éléments anatomiques des reins? En un mot, peut-on prévoir l'albuminurie menaçante? La question est assez difficile à résoudre pour la stéatose rénale, la symptomatologie de cette affection étant elle-même assez obscure.

La symptomatologie de cette phase de la néphrite interstitielle, que les auteurs anglais ont appelée la phase préalbuminurique, est plus nette. Mais ici la néphrite se surajoute à la cirrhose, et entre les symptômes par lesquels elle se manifeste, certains lui sont communs avec la cirrhose, d'autres sont absolument inverses de ceux qui appartiennent à cette dernière affection. C'est ainsi que les hémorrhagies diverses, particulièrement les épistaxis, les troubles dyspeptiques et les vomissements, les digestions pénibles, la diarrhée, l'essoufflement facile, l'œdème des extrémités inférieures, enfin l'affaiblissement général de l'organisme, l'état cachectique, s'observent à la fois dans l'une et l'autre affection, bien qu'avec des modalités et des nuances qui ne doivent pas échapper au clinicien et dont certes il tiendra compte. Cependant, si, après avoir énuméré chacun des symptômes et en avoir mesuré la valeur, il est tenu de se prononcer, il incli-

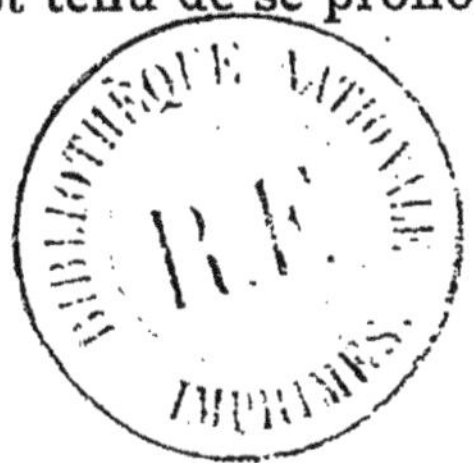

nera naturellement à les rapporter à l'affection hépatique, qui est certaine, bien plus qu'à l'affection rénale, qui, en l'absence d'albuminurie, n'est que présumable. D'autre part, un des principaux signes qui servent à dépister la néphrite interstitielle au début, la polyurie avec prédominance nocturne, se trouvera singulièrement contrarié dans sa manifestation par les tendances propres à la cirrhose. Abondantes, claires dans la néphrite artérielle, les urines sont rares, colorées, laissent déposer un sédiment uratique dans la cirrhose annulaire. Il est cependant quelques signes qui, en l'absence d'albuminurie, peuvent mettre sur la trace de l'altération rénale : ainsi les troubles cardiaques, le bruit de galop qui s'observent quelquefois vers le début, la dureté du pouls, les migraines rebelles, les vertiges, l'insomnie persistante, l'inaptitude intellectuelle, l'hypochondrie, des troubles nerveux vagues, la lourdeur des paupières au réveil, l'amblyopie ; mais il faut se souvenir qu'une variété d'amblyopie, l'héméralopie, s'observe quelquefois dans la cirrhose.

CHAPITRE II.

Une autre cause d'albuminurie dans le cours de la cirrhose atrophique est la compression exercée par l'épanchement ascitique sur les veines rénales et sur cette partie de la veine cave inférieure intermédiaire aux veines rénales et au diaphragme. Non mentionnée par Frerichs, elle est indiquée en plusieurs endroits des Leçons cliniques de Murchison. Certes, le poids seul du liquide ne suffit pas à expliquer l'entrave apportée à la circulation. Dans le décubitus dorsal, le liquide ascitique s'accumule d'abord dans les parties déclives de la cavité abdominale, et ce n'est que lorsqu'il est très abondant qu'il s'étale en nappe à la surface du feuillet pariétal qui tapisse la région du hile des reins, c'est-à-dire les régions supérieures de la cavité abdominale. Quelle que soit son abondance, s'il n'agissait qu'en vertu de son propre poids, la tension intra-veineuse dans les veines rénales ne pourrait être que fort peu influencée. A vrai dire, il existe ici plusieurs agents de compression qui interviennent dans des proportions variables.

A un point de vue purement mécanique et schématique, on peut considérer la cavité abdominale comme une cavité virtuelle fermée de toutes parts. A cette cavité, on peut reconnaître un contenant et un contenu, le contenant formé par des parois en partie résistantes, en partie molles, souples, élastiques, contractiles ; le contenu consistant en corps solides (reins, pancréas, tube digestif, fèces, etc.), liquides (liquides imprégnant les organes, sang, matières intestinales, etc.) et gazeux (gaz intestinaux). Le contenant et le contenu réagissent réciproquement l'un sur l'autre, en vertu de leur énergie propre, sans qu'à l'état normal il y ait gêne du contenu ou pression exagérée exercée par le contenu sur le contenant. Il y a là, si l'on veut, une sorte d'harmonie préétablie. Mais qu'un élément étranger vienne s'adjoindre à ceux que normalement renferme la cavité abdominale, la tension intérieure de cette cavité, augmentée d'autant, pressera sur les parois, qui, en vertu de leur puissance élastique et contractile, réagiront à leur tour. L'augmentation de pression intérieure qui en résultera agira plus ou moins sur les organes contenus dans la cavité, suivant leur degré de compressibilité.

Dans le cas qui nous occupe, la pression subie par ces organes dépendra donc, outre l'ascite :

1° Du degré de puissance ou de résistance des parois qui limitent la cavité abdominale. C'est ainsi que si chez une femme ces parois ont été relâchées, si la peau, les muscles ont été distendus par des grossesses répétées ou par des tumeurs, l'ascite pourra être considérable sans que la pression intérieure soit accrue d'une manière notable. C'est alors surtout qu'on observe ces ventres de batraciens, dont les chairs flasques s'étalent et débordent sur la ceinture osseuse du bassin. L'état du diaphragme, dont quelque pleurésie chronique a pu affaiblir la contractilité, doit être également ment pris en considération.

2° De l'état des organes contenus dans la cavité

abdominale. On sait qu'un météorisme souvent considérable s'observe comme symptôme dans le cours de la cirrhose atrophique. Il accompagne généralement l'ascite et la précède quelquefois. Qu'il soit dû à la parésie des plans musculaires de l'intestin, parésie qui reconnaîtrait elle-même pour cause soit l'infiltration séreuse des tuniques intestinales, soit la diminution de la sécrétion biliaire, excitant physiologique des fibres lisses qu'elles renferment, qu'il soit dû à la fermentation putride des matières intestinales, ainsi que le veut Cl. Bernard, qui vit chez des animaux dont il avait lié le canal cholédoque les intestins distendus par des gaz fétides, ou enfin qu'il faille en rechercher la raison dans ces deux causes réunies, le météorisme augmente d'autant la pression à l'intérieur de la cavité abdominale.

Quels sont les organes qui seront le plus influencés par cette augmentation de pression ? Ce seront les veines dont les parois sont molles et dépressibles, et dont la tension intérieure est d'autant plus faible qu'on approche davantage du cœur. Il y aura donc gêne apportée à la circulation dans la veine cave inférieure, dans les veines rénales ; et cette gêne se révélera par des signes d'autant plus manifestes que la veine intéressée aura un calibre plus fort, et que les organes dont elle ramène le sang sont eux-mêmes plus importants, soit par leur volume, soit par leur fonction.

L'œdème des membres inférieurs, l'albuminurie nous apparaissent ainsi dans le cas de cirrhose atrophique comme deux phénomènes morbides de même ordre, chaque organe réagissant à sa façon, les capillaires cutanés laissant simplement transsuder le sérum du sang qui les distend, les reins traduisant leur état de souffrance par la manifestation qui leur est habituelle en pareil cas, l'albuminurie. Nous voyons ainsi, dans les deux observations qui figurent à la fin de ce travail, l'ascite et l'albuminurie marcher de pair, l'albuminurie disparaissant lorsque par la ponction a disparu la compression exercée par l'ascite sur les veines rénales.

Ce n'est pas assez de constater que la compression des veines émulgentes amène l'albuminurie, il faut se rendre compte du mécanisme en vertu duquel cette albuminurie se produit et suivre pas à pas les effets qu'entraîne cet obstacle à la circulation, en remontant le cours du sang des veines vers les capillaires intra-rénaux et jusqu'au glomérule. Les expériences de Ludwig, Overbeck, Litten, Rüneberg sont à ce point de vue fort instructives. Ces expériences nous apprennent :

1º Que si chez un animal on pratique d'une manière complète et permanente la ligature de la veine rénale, l'urine d'abord supprimée, devient rare et albumineuse au bout d'un certain temps et reste telle.

2º S'il y a simplement rétrécissement de la veine, les urines ne sont pas supprimées, il y a dès l'origine une sécrétion urinaire rare et albumineuse. Si l'on vient à rendre à la veine son calibre normal, l'urine coule de nouveau normale.

Diminution dans la quantité des urines, albuminurie, ne sont-ce pas là les symptômes que nous constatons dans les deux observations jointes à ce travail?

L'augmentation de pression qui résulte de la stricture de la veine émulgente se propage dans les veines intra-rénales, puis dans les veinules de la zone limitante et jusqu'aux capillaires. Il en résulte un ralentissement du courant sanguin, une stase veineuse, et même le ralentissement du cours du sang dans les anses glomérulaires. Suivant Litten, c'est à la dilatation des vaisseaux et au ralentissement du cours du sang dans les anses glomérulaires qu'il faut rapporter l'albuminurie. Il a reconnu, en effet, que la transsudation de l'albumine s'effectue dans des conditions expérimentales différentes, mais ayant toutes pour résultat d'amener le ralentissement du cours du sang dans le parenchyme rénal. C'est ainsi qu'il a observé cette transsudation à la suite de la ligature des veines rénales, de l'uretère (l'urine, s'accumulant dans la portion labyrinthique des canalicules excréteurs, comprime les veines efférentes et s'oppose ainsi à la circulation en retour), à la suite de la ligature de l'artère rénale, à la suite de la section des filets vaso-moteurs destinés à ce vaisseau. Litten a reconnu encore que l'urine des chiens intoxiqués avec le curare contient de l'albumine au moment où cesse le spasme vasculaire et où la diurèse se rétablit, c'est-à-dire au moment où les vaisseaux, ceux du rein en particulier, subissent un relâchement paralytique. La même interprétation conviendrait aux expériences de Cl. Bernard, Schiff, etc., sur l'albuminurie provoquée par certaines lésions déterminées de l'encéphale. Dans tous ces cas, il y a un élément commun, qui est la dilatation des vaisseaux avec ralentissement du courant sanguin.

Nous avons vu plus haut que c'est au niveau du glomérule que s'opère la filtration de l'albumine, en cas d'albuminurie. Par quel mécanisme, en vertu de quelle loi le ralentissement du cours du sang dans le peloton vasculaire peut-il ainsi entraîner la filtration de l'albumine? A quoi l'attribuer? Est-ce à l'excès de pression du sang sur les parois vasculaires? ou est-ce à une modification de l'épithélium glomérulaire? C'est l'exagération de la tension vasculaire que M. François (thèse de Montpellier 1881. Rein cardiaque et œdème rénal) met en cause dans la production de l'albuminurie, soit par ligature des vaisseaux, section des nerfs rénaux ou lésion tricuspidienne. Pour lui, la capsule de Bowman est comparable à une séreuse en miniature : en ce point, à cause de l'exagération de la tension vasculaire, il se produit, pense-t-il, un œdème absolument comparable à celui qui se produit dans le tissu cellulaire sous-cutané. On y trouve des globules blancs et un exsudat coagulable albumineux, qui passe dans les tubes contournés du rein, puis de là dans les urines. Cette explication ingénieuse de l'albuminurie par gêne de la circulation intra-rénale avait déjà été donnée, quoiqu'en termes plus vagues, par Lorain dans sa thèse d'agrégation à propos de l'albuminurie qu'on observe dans la phlébite des veines rénales. « Le sang, dit-il, arrivant par les artères et ne pouvant retourner par les veines, doit stagner dans le tissu rénal : mais cette stagnation, tout en produisant une légère augmentation de volume, met le rein dans les conditions du péritoine, quand il y a eu obstacle à la circulation abdominale ou de tout autre organe dont la circulation est gênée. Or, dans tous les cas, il se fait une exhalation de sérosité qui produit l'œdème des organes pourvus de tissu cellulaire et des épanchements dans les cavités séreuses. Dans le rein qui est un organe excréteur, qui a des conduits particuliers, cette exhalation passe là où va la secrétion rénale, et comme elle arrive dans la vessie, les urines contiennent ce sérum, et voilà la cause de l'albuminurie dans la phlébite des veines rénales sans en chercher la cause ailleurs. » Mais si dans ce cas l'albuminurie était due à une simple exhalation du sérum sanguin, la quantité des urines ne devrait-elle pas être augmentée ? et nous la trouvons au contraire diminuée. En faveur de cette explication toute mécanique de l'albuminurie, on pourrait encore citer l'albuminurie, qui s'observe quelquefois chez les gens bien portants à la suite des bains froids (Lépine). Cependant ce n'est pas cet excès de pression dans l'artère rénale qui nous parait devoir être surtout invoqué pour expliquer l'albuminurie dans le cas qui nous occupe, « car c'est un fait aujourd'hui bien démontré par les expériences de Goll et de Stokwis, que l'augmentation de la pression artérielle, contrairement au préjugé répandu, ne suffit pas à elle seule pour provoquer l'albuminurie. Ainsi, la ligature de l'aorte au-dessous de l'origine des artères rénales, augmente à la fois la pression et la vitesse du cours du sang. Or, dans ce cas, l'albuminurie fait défaut et les urines sont abondantes. » (Charcot. loc. cit.)

Mais, dira-t-on, l'albuminerie qu'on observe dans la néphrite interstitielle avec hypertrophie du cœur et polyurie ne vient-elle pas contredire la valeur de ces expériences ? Nullement, car il faut remarquer que dans la néphrite interstitielle, comme le dit M. Charcot, l'albuminurie qui accompagne la polyurie n'est pas la conséquence de l'augmentation de pression survenue dans certains glomérules, ceux qui sont demeurés sains, mais des obstacles à la circulation qui se manifestent dans les glomérules altérés.

Par contre, il est à remarquer que l'albuminurie s'observe chez les animaux en expérience, lorsque, après avoir jeté sur l'artère rénale une ligature temporaire, on vient à l'enlever. Le cours des urines, d'abord supprimé pendant tout le temps que dure la constriction, se rétablit une demi-heure environ après son enlèvement et les urines sont d'abord peu abondantes et chargées d'albumine. Si on n'exerce sur l'artère qu'une constriction modérée, l'urine ne cesse de couler, mais à mesure qu'on exagère la stricture, l'urine devient de plus en plus rare et de plus en plus albumineuse. Ainsi, qu'il s'agisse du rétrécissement de la veine rénale ou de l'artère rénale, dans les deux cas il y a relentissement du courant sanguin, bien que dans le premier, il y ait exagération, dans le second, diminution de la pression sanguine, et de plus il y a albuminurie.

C'est bien plutôt à une modification de l'épithélium glomérulaire qu'il faut attribuer la filtration de l'albumine. On sait qu'à l'état normal, le bouquet glomérulaire est constitué par des capillaires dont la structure se résume en une paroi amorphe doublée intérieurement d'un endothélium très net, mais nous devons ajouter que les anses vasculaires sont tapissées extérieurement par une deuxième couche d'épithélium aplati, absolument semblable à celui qui tapisse la face interne de la capsule de Malpighi. Il n'existe pas de tissu conjonctif. Or, que le courant sanguin vienne à se ralentir, les cellules de cet épithélium ne trouvent plus à leur portée la somme d'oxygène nécessaire à leur vitalité. Le sang artériel, sous pression, arrêté au milieu des tissus, perd bien vite ses qualités vivifiantes. Les cellules de l'épithélium glomérulaire sont frappées en quelque sorte de mort apparente : leur aptitude fonctionnelle se trouve supprimée momentanément. Qu'au bout de peu de temps, la circulation normale vienne à se rétablir, que l'oxygène leur soit fourni en quantité nécessaire, et elles redeviendront aptes à reprendre leurs fonctions. Ces éléments anatomiques se comportent ainsi comme les rotifères et autres animaux réviviscents que la dessiccation réduit à un état de mort apparente et auxquels il suffit de rendre leur eau de composition pour qu'ils manifestent à nouveau les propriétés et les énergies qui les distinguent.

Nous sommes ici sur les confins vagues qui séparent le simple trouble fonctionnel, passager, transitoire, de la lésion organique, permanente, durable.

Cette compression des veines rénales en cas d'ascite, en amenant une stase veineuse prolongée ne peut-elle pas être elle-même une cause de dégénérescence du tissu rénal ? Certes, de même que les stases veineuses qui accompagnent les lésions cardiaques non compensées. De quelle nature sera cette dégénérescence ? Litten et Buchwald auraient réussi, disent-ils, à développer la dégénérescence épithéliale des reins en liant les veines rénales Mais, au dire de M. Labadie-Lagrave (Art. Rein. Dict. Jaccoud), la valeur de leurs expériences a été contestée par Weisgerber et

Perles. La ligature des veines rénales, suivant les recherches de ces deux physiologistes, suspend les échanges nutritifs dans les reins et les transforme en vaste infarctus. Le simple rétrécissement du calibre de ces veines qui ralentit l'écoulement du sang veineux sans le suspendre totalement, entraîne un état trouble des cellules qui tapissent les tubes urinifères, mais non la dégénérescence granulo-graisseuse. Les lésions, lorsque la stase sanguine se prolonge, doivent être analogues à celles qu'on observe dans les affections cardiaques, lorsque l'asystolie se prolonge ou que ses attaques se succèdent. Or, on sait que l'examen microspique des reins cardiaques permet de distinguer deux phases dans l'évolution du rein cardiaque. La première est une période d'infiltration œdémateuse. La deuxième est toute différente. Par suite de l'œdème prolongé, le rein d'abord volumineux, devient petit, sclérosé ; sa charpente interstitielle augmente, et l'atrophie des éléments actifs du rein se prononce à mesure que se fait la néoformation conjonctive. Cette induration scléreuse est tout à fait comparable à celle qui se produit dans la peau après des œdèmes répétés. Peut-être doit-on également faire intervenir l'œdème lymphatique dans la production de la sclérose rénale, ainsi que le veut M. Cuffer. Suivant lui, les affections organiques du cœur, arrivées à une certaine période, déterminent une stase non seulement dans le système veineux, mais encore dans le système lymphatique. Le résultat de cette stase est d'une part l'œdème veineux, d'autre part l'œdème lymphatique. Cet œdème lymphatique existerait manifestement, non seulement dans la peau, mais encore dans les viscères, le rein en particulier. L'œdème lymphatique du rein aurait une influence considérable sur le développement de la sclérose rénale d'origine cardiaque. Il jouerait, en effet, le rôle d'une épine et provoquerait le développement d'une [lymphangite rénale et d'une périlymphangite s'accompagnant d'une prolifération conjonctive.

La gêne de la circulation produite par la compression de la veine rénale, aura une autre conséquence que l'albuminurie, conséquence que les rapports qu'affectent les veines droites de la zone limitante avec les tubes urinifères (anses de Henle et canaux collecteurs) peuvent faire prévoir. Ces veinules distendues pourront acquérir un volume relativement considérable, au point de déterminer la compression des canalicules urinifères. Le résultat de cette distension veineuse sera tout naturellement une rétention intra-rénale du produit de la secrétion urinaire constituant une forme particulière d'ischurie. Cela n'est pas une simple vue de l'esprit. Une expérience de Ludwig vient en fournir la démonstration. Ludwig, sur un animal vivant, extrait un des reins, comprime la veine rénale et, suivant le degré de cette compression, il voit la sécrétion rénale diminuer dans la même mesure. Ainsi peut s'expliquer en partie la petite quantité d'urine émise par les cirrhotiques, par les ascitiques. La rareté des urines dans la cirrhose est un fait sur lequel insistent tous les auteurs classiques, et leur aspect n'est pas sans analogie avec celui de l'urine des cardiaques. Dans l'un et l'autre cas, il y a gêne de la circulation veineuse intra-rénale et cette parité dans la cause doit entraîner une parité dans les conséquences. Un autre fait qui vient à l'appui de cette opinion que dans la cirrhose avec ascite considérable, la rareté des urines tient surtout à la gêne de la circulation intra-rénale ; c'est l'abondance des urines qui suit la ponction.

La gêne de la circulation rénale avec ses conséquences, rareté des urines et albuminurie, s'observe également, dans la thrombose des veines rénales, accident rare d'une manière générale, mais cependant relativement fréquent chez les jeunes enfants atteints de cachexie. « Elle se développe de préférence dans la veine rénale gauche, à cause de sa plus grande longueur, dit M. Lancereaux (art. Rein. Dict. Encyclopédique). A l'autopsie, on trouve le rein le siège d'une hyperhémie veineuse plus ou moins étendue : tout d'abord, il présente une teinte violacée et plus tard une coloration jaune avec taches vineuses, le poids en est accru. Les épithéliums des tubes urinifères de la substance corticale sont granuleux, déformés et quelquefois stéatosés. » Ces lésions rappellent celles qu'on observe dans le rein cardiaque et ce sont également celles qu'on doit rencontrer dans la cirrhose atrophique, lorsque l'ascite a duré longtemps. « Si la thrombose occupe les deux côtés, ajoute M. Lancereaux, l'anurie et l'albuminurie sont les principaux symptômes auxquels elle donne lieu. »

Les considérations qui précèdent, les observations qui figurent à la fin de ce travail, celle surtout où à deux reprises différentes, on voit l'albuminurie coïncidant avec l'ascite disparaître complètement après l'évacuation du liquide, nous paraissent établir qu'il existe dans certains cas une relation de cause à effet entre l'ascite et l'albuminurie.

C'est à la compression des veines rénales par le liquide ascitique qui agit surtout en transmettant la force de tension des parois abdominales distendues, c'est aux troubles circulatoires qui en résultent dans la trame même du tissu rénal que nous avons cru devoir attribuer dans certains cas l'albuminurie qui s'observe au cours de la cirrhose atrophique. Mais la pression dont il est question ne s'exerce-t-elle que sur les veines rénales? Les autres organes, artères et uretères qui entrent dans la constitution de ce que les anatomistes appellent le hile du rein, ne la subissent-ils pas également? Et la gêne ainsi apportée à leur fonctionnement n'intervient-elle pas à un degré quelconque pour donner lieu au symptôme albuminurie?

En ce qui concerne les artères, il est probable que leur calibre est bien peu modifié, si tant est qu'il le soit, par la pression transmise par le liquide ascitique. Si les veines ont des parois molles et dépressibles, les artères ont au contraire des parois rigides. D'autre part, le sang qu'elles contiennent, incessamment propulsé à chaque contraction cardiaque, exerce une telle pression sur leurs parois qu'il est douteux que leur calibre soit notablement influencé par la pression qui s'exerce sur leur surface externe. Cependant, qu'on imagine, et le cas n'a rien d'exceptionnel dans la pratique nosocomiale, qu'on imagine un cirrhotique dont la fibre cardiaque est dégénérée et les pulsations artérielles par conséquent affaiblies, imaginez-le de plus porteur d'un épanchement ascitique considérable et le ventre tendu, on ne peut nier que dans un cas semblable, l'ondée sanguine peu puissante qui traversera les artères rénales, ne sera quelque peu ralentie par le fait de l'ascite : nouvelle cause d'albuminurie. En effet, ainsi que le démontrent les expériences citées plus haut, la compression de l'artère rénale amène comme la compression de la veine rénale, l'albuminurie par un mécanisme vraisemblablement identique, c'est-à-dire par l'anoxhémie des cellules de l'épithélium glomérulaire.

Quant aux uretères et aux bassinets, nous pensons qu'en toutes circonstances, ils doivent échapper à la compression. L'épaisseur des parois des uretères, leur petit diamètre comparé à celui des artères et des veines, la situation anatomique des bassinets qui occupent, derrière les veines et les artères, la position la plus reculée du hile du rein les protègent contre toute compression. Au reste, la rétention un peu prolongée de l'urine dans le bassinet et dans les canalicules urinifères s'accompagnerait nécessairement soit de l'excrétion d'urines ammoniacales, soit d'accidents urémiques, faits tout à fait exceptionnels dans la cirrhose atrophique.

A cette pathogénie de l'albuminurie dans certains cas de cirrhose atrophique on peut opposer l'objection suivante. Vous affirmez, peut-on dire, que la compression des veines rénales par l'épanchement ascitique peut à elle seule être une cause d'albuminurie et à l'appui de cette thèse vous citez des exemples que vous croyez probants. Mais la gêne de la circulation rénale intervenait-elle seule dans les observations que vous citez ? Cette gêne n'intervenait-elle pas simplement comme cause adjuvante et n'y avait-il pas dans ces cas lésion de la substance rénale, lésion trop peu accusée pour donner naissance à elle seule à de l'albuminurie , mais lésion qui n'attendait pour se manifester qu'un léger trouble circulatoire ? En d'autres termes, la gêne circulatoire n'a-t-elle pas dans ces cas fait que favoriser la manifestation d'une lésion antérieure ? Qu'il puisse en être ainsi dans certains cas, nous ne saurions le nier. On sait qu'à l'autopsie de bien des malades on trouve des altérations des reins, inflammatoires ou dégénératives que l'examen minutieux et fréquemment répété des urines n'a pu déceler et sans qu'aucun trouble des fonctions urinaires ait donné l'éveil. La clinique est ainsi faite. Que dans de semblables circonstances une gêne circulatoire affecte le parenchyme rénal, elle pourra sans doute rendre évidente une lésion jusque-là latente. Mais il serait, croyons-nous, téméraire d'affirmer qu'il en est toujours ainsi, lorsque, dans un cas de cirrhose atrophique, on rétablit par une ponction le cours normal du sang dans la substance rénale. Les expériences citées plus haut ne prouvent-elles pas qu'un obstacle au retour du sang veineux suffit à lui seul pour produire l'albuminurie ? Et s'il est permis de raisonner par analogie, à l'autopsie de cardiaques emportés par une attaque d'asystolie et dont l'urine contenait des flocons indéniables d'albumine , ne trouve-t-on pas souvent une simple hyperémie passive du tissu rénal, sans que le microscope y puisse révéler, en dehors de l'œdème, aucune lésion des éléments anatomiques ? Ce que la stase veineuse seule peut produire chez les animaux en expérience, chez des cardiaques en état d'asystolie, pourquoi ne le produirait-elle pas chez les cirrhotiques avec ascite considérable?

Il est une autre objection. Les cas sont nombreux, peut-on dire, où l'ascite se montre considérable dans la cirrhose atrophique et où cependant l'examen le plus attentif de l'urine n'y révèle aucune trace d'albumine. Les parois abdominales sont à leur maximum de distension, l'excursion du diaphragme refoulé est singulièrement diminuée, la compression des veines rénales doit être dans de semblables conditions portée à l'extrême et cependant, si l'urine est rare, du moins elle ne contient pas d'albumine. Albuminurie capricieuse en vérité. Cette objection aurait, nous le reconnaissons, quelque valeur si la clinique nous montrait toujours une relation nécessaire et fatale entre la gravité des troubles fonctionnels et l'intensité des causes qui leur donnent naissance. Mais les enseignements de la pathologie et moins encore ceux de la clinique ne peuvent être renfermés dans une formule algébrique. La médecine n'est pas la science des équations. Que de troubles fonctionnels que rien ne justifie à l'autopsie, et que de lésions à l'autopsie que rien n'a révélées pendant la vie! Pour expliquer, dans le cas spécial qui nous occupe, l'absence d'albuminurie lors d'ascite considérable, on peut faire remarquer que l'épithélium glomérulaire est doué d'une vitalité qui varie nécessairement suivant les individus, suivant leur constitution originelle et leurs antécédents morbides. D'autre part, il est possible que les veines rénales, en vertu de telle ou telle disposition anatomique spéciale, se dérobent à la compression qui les menace par le fait de l'extrême distension des parois abdominales, et que l'albuminurie ne se produise pas. C'est ainsi qu'une même tumeur cérébrale, de même volume, de même consistance, de même siège, existant chez deux individus, ne donnera pas lieu chez eux à des manifestations absolument identiques.

———————

CHAPITRE III

Existe-t-il dans la cirrhose atrophique une cause d'albuminurie autre que celles étudiées dans les deux chapitres précédents? En dehors de toute lésion rénale, en dehors de toute compression des veines rénales, le trouble apporté à la fonction hépatique et la dyscrasie sanguine qui doit en être la conséquence peuvent-ils s'accuser par la présence de l'albumine dans l'urine? Cette question de pathogénie en soulève une plus générale, à savoir l'origine purement humorale de l'albuminurie dans certains cas, question sur laquelle il faut avoir pris parti avant de discuter celle plus spéciale que nous venons de poser.

« En dehors d'une lésion rénale il n'y a point d'albuminurie, » dit M. Lecorché. Affirmation assurément téméraire. Car alors que penser de l'albuminurie expérimentale passagère observée à la suite de la piqûre d'une région limitée du quatrième ventricule? Que penser de celle également passagère observée quarante fois sur cent dans les cas simples de délirium tremens (Furstner et Wimberg), de l'albuminurie temporaire produite quelquefois par les bains froids, et de tous ces cas d'albuminurie éphémère cités dans le chapitre précédent et évidemment sous la dépendance de variations de la pression artérielle? L'idée de lésion matérielle emporte l'idée de modification dans la structure des éléments anatomiques d'un tissu, appréciable à nos moyens d'investigation ; et peut-on raisonnablement admettre que dans les exemples cités plus haut il y ait altération de tissu ? Il s'en faut d'ailleurs qu'on puisse établir une sorte d'équation entre ces deux termes, lésion rénale d'une part, albuminurie de l'autre. Nous avons déjà rappelé qu'il n'est pas rare de trouver à l'autopsie de certains individus des lésions rénales manifestes et déjà fort accusées, sans que l'examen maintes fois répété des urines pendant la vie y ait révélé la moindre trace d'albumine. La stéatose phosphorée des épithéliums du rein en particulier peut être poussée à un très haut degré et se montrer très généralisée sans que l'albuminurie s'ensuive. En 1881, M Strauss faisait part à la Société médicale des hôpitaux d'un cas remarquable de rein profondément amyloïde sans que l'examen des urines renouvelé chaque jour y ait révélé la moindre trace d'albumine, et il rappelle à ce propos trois observations analogues de Littel. De plus, dans l'albuminurie par lésion rénale, la localisation des lésions dans le parenchyme n'explique nullement son intensité variable suivant les espèces de néphrites : bien au contraire. En effet, s'il est dans la genèse de l'albuminurie un point au-dessus de toute contestation, c'est que c'est le glomérule qui est le lieu de filtration de l'albumine. Or, dans une des variétés anatomiques de la maladie de Bright (gros rein blanc), l'examen microscopique permet de constater l'intégrité au moins apparente des glomérules de Malpighi. Les lésions sont tout entières localisées dans l'épithélium des tubes contournés et des tubes de Henle, ainsi que fort accessoirement d'ailleurs dans le tissu conjonctif qui entoure les tubes. Or, dans cette forme, l'albuminurie est presque toujours fort accusée. Au contraire, dans une autre variété anatomique (néphrite interstitielle) où c'est le tissu conjonctif qui offre les lésions prédominantes, beaucoup de glomérules sont atrophiés : quant à l'épithélium tubulaire, il est peu atteint. Eh bien ! dans ce cas, l'albuminurie n'est excrétée qu'en quantité fort minime.

La théorie rénale exclusive de l'albuminurie se heurte donc à bien des contradictions, et n'apporte pas dans l'explication de la genèse de l'albuminurie toute la clarté qu'elle paraît promettre. Elle paraît bien peu soutenable en présence de tant de faits d'albuminurie transitoire et cependant morbide qui ne s'accordent guère avec l'idée d'une lésion matérielle persistante. Elle ne se soutient pas davantage devant les faits d'ordre physiologique et expérimental qui établissent que ce n'est pas par la voie des canalicules, mais bien par la voie du glomérule, que filtre l'albumine du sang. Elle manque également de l'appui des faits pathologiques, car on peut citer nombre de cas où l'albumine se présente dans les urines sans qu'il y ait lésion appréciable des épithéliums et, inversement, il existe bien des observations où l'altération des épithéliums était indéniable et où cependant l'albuminurie faisait complètement défaut.

Il est bien des cas où la théorie humorale fournit une explication plus plausible de la présence de l'albumine dans l'urine. Il semble qu'il y ait alors dans le sang une albumine impropre aux échanges nutritifs dont le rein débarrasse l'organisme, de même qu'il le débarrasse des principes qui sont tout à fait étrangers à sa constitution. Des recherches sur l'albuminurie dyscrasique, entreprises sous la direction de M. le professeur Lépine de Lyon et dont le résultat est consigné dans le dernier numéro de la *Revue mensuelle de médecine* (novembre 1882), confirment cette interprétation. C'est ainsi au reste qu'on voit l'albuminurie se produire à la suite de certains états pathologiques qui ramènent dans la circulation les exsudats albumino-fibrineux et le produit de la dénutrition des tissus. C'est ainsi que Bouillaud a signalé l'albuminurie pendant la résorption des épanchements pleurétiques, que Gubler a décrit une albuminurie spéciale accompagnant l'atrophie musculaire. Si l'on rejette absolument la théorie humorale, comment expliquer l'excès d'albumine qui s'observe chez les brightiques dans la période de la digestion ? Comment expliquer surtout la diminution ou même la disparition temporaire, il est vrai, de l'albuminequ'on observe dans les urines de cer tains brightiques à la suite des inhalations d'oxygène ?

On a parlé récemment, surtout en Allemagne, d'une sorte d'albuminurie physiologique, survenant chez des gens bien portants et se produisant surtout à la suite de fatigues prolongées ou de vives émotions morales. Mais il est vraisemblable que beaucoup de ces cas d'albuminurie dite physiologique rentrent dons cette variété de mal de Bright qu'on a appelée l'albuminurie latente, à cause de l'absence de troubles fonctionnels, ces malades paraissant bien portants jusqu'à la veille de leur mort, pour ainsi dire. Cette forme d'albuminurie, signalée par Rayer, Becquerel, Bright, Gubler,

Noël G. de Mussy, Huchard, a, on le sait, pour caractères une albuminurie plus ou moins abondante, une marche excessivement lente, une durée très longue, une santé en apparence bonne.

Cependant, on doit avouer que si l'albuminurie par dyscrasie paraît certaine, on n'a pu toutefois jusqu'ici démontrer qu'il y eût une différence chimique ni même physique entre l'albumine du sérum normal et l'albumine du sérum des brightiques. Il est vrai que deux substances peuvent différer de nature, tout en se comportant identiquement de la même manière vis-à-vis de nos réactifs chimiques et tout en offrant certains caractères physiques identiques. D'autres caractères peuvent d'ailleurs les différencier. Mais il faut confesser qu'actuellement rien n'est venu démontrer que l'albumine du sang des brightiques différât en quoi que ce soit de l'albumine du sang normal.

Un moment la théorie humorale crut trouver un nouvel appui dans une distinction établie entre l'albumine rétractile et l'albumine non rétractile, la première révélatrice des lésions rénales, la seconde correspondant à un vice d'élaboration de la matière azotée non retenue par le filtre rénal, constituant, en d'autres termes, l'albuminurie des dyscrasies. Mais, il faut l'avouer, cette théorie nouvelle, séduisante à la vérité, après avoir mené quelque bruit dans le monde médical, s'est évanouie devant des observations plus précises.

Peut-être est-ce dans une autre direction qu'il faudrait poursuivre ces recherches sur les albumines de cause dyscrasique. Un fait nous a frappé dans la lecture du travail consacré par M. Estelle dans la *Revue mensuelle* de 1880 à l'étude des matières albuminoïdes contenues dans l'urine. Nous y avons remarqué que dans deux des observations d'albuminurie qu'il rapporte, la globuline constituait à elle seule l'albumine contenue dans l'urine, et précisément les malades qui font l'objet de ces deux observations n'étaient pas des brightiques au sens vrai du mot. Dans l'albuminurie dyscrasique, la globuline constituerait-elle à elle seule l'albuminurie ou y serait-elle simplement prépondérante?

Si l'on admet une albuminurie d'origine dyscrasique, les lésions du foie dont la fonction hémapoiétique est si importante doivent occuper une grande place dans son étiologie, surtout lorsqu'il s'agit d'une lésion qui, comme la cirrhose atrophique, annihile à un si haut degré ses éléments actifs. Murchison est convaincu que l'albuminurie peut dépendre uniquement d'un trouble hépatique, et Gubler admet également une albuminurie *ab hepate læso.* Murchison cite l'opinion de Johnson, qui pense que chez les dyspeptiques, l'élaboration vicieuse de la matière azotée peut engendrer l'albuminurie. Quant à lui, il est d'avis que « l'albuminurie peut être produite par un trouble hépatique en dehors de toute lésion organique des reins ». « J'ai si souvent, dit-il, observé l'albuminurie associée avec des troubles hépatiques disparaître complètement et d'une façon permanente, lorsque ces derniers ont été dissipés, que je ne puis guère douter du rôle que joue le foie comme cause d'albuminurie. » Pour lui, la pathogénie de l'albuminurie dans ce cas est cependant un peu indécise. Il hésite entre les deux hypothèses suivantes : ou le foie, dont la fonction est amoindrie, ne peut utiliser tous les matériaux nutritifs qu'il reçoit et laisse passer un peu d'albumine sous une forme qui ne peut être assimilée, ou encore à cause du peu d'énergie de ses fonctions désassimilatrices, l'albumine qu'il emmagasine reste à l'état d'albumine, sans qu'il puisse transformer même en acide urique cette albumine dont le terme normal des mutations est l'urée. L'abaissement du chiffre de l'urée qu'on observe en effet chez les brightiques serait un argument en faveur de cette opinion. Le docteur Whitla, qu'il cite à ce propos, dans un mémoire publié dans le *Dublin Journ. of medic. scienc.*, fév. 78, va beaucoup plus loin. L'idée dominante de ce mémoire est que le foie est lié intimement à la fonction rénale et chargé comme le rein d'une partie de l'élimination des substances extractives. D'après les théories de Murchison, que l'auteur accepte complètement, la glande hépatique serait chargée de réduire en urée la plupart des matières albuminoïdes charriées par le sang, de façon à les rendre facilement éliminables par les reins.

La conséquence de cette conception, suivant Whitla, c'est que l'urée ne se forme plus dès que le foie vient à être malade; par suite, beaucoup de matériaux en suspension dans le sang ne peuvent plus filtrer par la glande rénale. De là une forme particulière d'accidents urémiques, liés non pas à des lésions matérielles du rein, mais à des désordres du foie. Les faits cliniques sur lesquels repose cette théorie ne sont pas malheureusement fort concluants. Whitla insiste tout spécialement sur la valeur de la leucine et de la tyrosine, qui remplacent l'urée dans les urines et sont une

preuve de l'insuffisance des combustions intersti-
tielles. Dans la plupart des maladies chroniques qui
entraînent la désorganisation du foie, on voit survenir
dit-il, des accidents qui sont d'origine urémique et
qui se traduisent soit par des convulsions, soit par de
la somnolence. Ainsi la cirrhose s'accompagne souvent d'urémie lente, l'ictère grave toujours. Les
symptômes typhoïdes des abcès du foie relèvent de la
même cause. A la période ultime des cancers du foie,
on verrait également ces phénomènes survenir. L'auteur croit même que l'urémie d'origine hépatique peut
se montrer comme troublé initial. Les observations
qu'il cite à l'appui de ses assertions sont trop écour-
tées pour qu'il soit possible de discuter la valeur clinique des symptômes sur lesquels il se fonde pour
affirmer la possibilité de l'urémie dans les affections
du foie. Les symptômes qu'il considère comme ré-
vélateurs de l'urémie, le coma, les convulsions, ne
nous suffisent pas pour l'affirmer.

Gubler admet également comme très vraisemblable
l'existence d'une albuminurie *ab hepate læso*. « L'action défectueuse ou absente du foie, dit-il, art. Albuminurie du Dict. encyclop., prend une part fort importante à la production de ce phénomène morbide.
Le foie pourrait bien avoir la propriété d'incarcérer
provisoirement la majeure partie des principes albuminoïdes des aliments. Les matières albuminoïdes
se trouveraient toujours en excès immédiatement
après chaque repas, si le foie ne les arrêtait au
passage et ne les jetait dans la grande circulation petit à petit et pour ainsi dire avec ménagement. Cela
étant, supposez que le foie privé accidentellement de

cette faculté de condensation se laisse librement traverser par les peptones provenant de la digestion, il y aura encore excès momentané d'albumine dans le sang et tendance albuminurique ». Nous ferons cependant remarquer que Gubler confond ici les peptones et l'albumine au sens où on l'entend lorsqu'on parle des urines albuminuriques. D'Arsonval a bien signalé dans ces derniers temps la présence de peptones dans les urines de la digestion. Mais l'excès de peptone dans le sang donnera lieu à la peptonurie et non à l'albuminurie classique, ces deux variétés d'albumine différant totalement et par leurs caractères chimiques et par leurs caractères physiques.

Les travaux de M. le professeur Brouardel et de ses élèves sur la production de l'urée dans le foie ont mis en lumière le rôle considérable de cet organe dans le phénomène de la nutrition. On ne saurait donc s'étonner qu'une altération du parenchyme hépatique aussi profonde que celle produite par la cirrhose atrophique, ne retentît sur la crase sanguine, ne modifiât d'une manière encore indéterminée l'albumine du sang et ne pût produire l'albuminurie sans lésion rénale. En résumé, si l'on ne possède point de preuve irréfutable de l'albuminurie *ab hepate læso*, ni même de l'albuminurie dyscrasique, il existe cependant un ensemble imposant de présomptions qui doivent la faire admettre.

DIAGNOSTIC ET PRONOSTIC.

Les réactions grâce auxquelles on reconnaît la présence de l'albumine dans l'urine sont trop connues pour que nous y insistions. L'albuminurie constatée, peut-on remonter à sa cause? Peut-on lui assigner avec quelque certitude l'une des origines indiquées plus haut à l'exclusion des autres? Et d'abord, l'albumine se présente à nos moyens d'investigation toujours une et identique. Aucun caractère ne nous permet de la différencier suivant son origine. L'existence de l'albuminurie constatée dans le cours d'une cirrhose, la première pensée qui se présentera à l'esprit du clinicien sera celle d'une altération rénale. Les considérations dans lesquelles nous sommes entré au chap. II montrent que la lésion des reins n'est pas fatale et nécessaire, et l'existence d'une ascite considérable, de parois abdominales distendues avec dyspnée intense devra faire songer à la possibilité d'une albuminurie par simple compression des veines rénales. Quant à la troisième cause, elle est encore enveloppée de trop d'obscurités pour qu'on puisse même soupçonner son existence à l'exclusion des autres.

Le pronostic de l'albuminurie, sérieux même lorsqu'elle est isolée, devient ici d'autant plus sombre qu'elle se surajoute à une affection du foie toujours grave. C'est une spoliation fâcheuse pour un organisme chez lequel le taux de l'assimilation, par suite de l'amoindrissement fonctionnel du foie, est déjà singulièrement réduit. Ce pronostic est moins sévère lorsque c'est la gêne de la circulation qui est seule en cause. Cependant, la reproduction plus ou moins rapide du liquide, fréquente après la ponction, si fréquente lorsqu'on la pratique tardivement qu'elle peut être considérée comme la règle, place le malade sous la menace d'une albuminurie toujours récidivante.

TRAITEMENT.

Le traitement de l'albuminurie qui se manifeste au cours de la cirrhose atrophique ne peut différer beaucoup du traitement de l'albuminurie dans la néphrite chronique en général. Le lait et le tannin devront en former la base. Cependant si, en présence d'une ascité considérable, on soupçonne que l'albuminurie peut être sous la dépendance de la distension abdominale, la ponction se trouvera naturellement indiquée. Elle rétablira la circulation rénale et l'albuminerie disparaîtra ; et ne sait-on pas que la stase veineuse rénale peut être elle-même le point de départ de lésions irritatives, ainsi qu'on l'observe dans l'asystolie cardiaque?

On a coutume en France de pratiquer assez tardivement la paracentèse de l'abdomen, dans l'ascite dépendant d'une cirrhose atrophique. Quelques cliniciens, M. Lancereaux en particulier, la pratiquent même pour ainsi dire in extremis. L'évacuation du liquide, disent-ils, soustrait à l'économie du malade une certaine quantité d'albuminates : sa reproduction rapide opère encore une sorte de drainage des albuminates de ses humeurs et place ainsi le malade dans des conditions pires encore qu'avant la ponction. Ils insistent sur les dangers de la ponction, sur les complications qui peuvent la suivre, péritonite, etc... Au reste, ils ont observé, ajoutent-ils, qu'à la suite de la paracentèse, le malade tombe souvent dans un collapsus qui le mène rapidement à la mort. Ce ta-

bleau alarmant est, croyons-nous, celui de la ponction
tardive ou trop longtemps différée. L'ascite en elle-
même n'est-elle pas une cause de détérioration de
l'économie ? Outre que la tension à laquelle sont
soumis les capillaires de l'intestin peut être une
cause de rupture vasculaire et d'hémorrhagies, l'ascite, par le refoulement du diaphragme, comprime
les bases pulmonaires, annihile leur fonctionnement et réduit d'autant l'hématose. Nous avons vu
qu'elle peut comprimer les veines rénales au point
de produire l'albuminurie. Sous son influence, le péritoine peut devenir le siège d'une inflammation lente,
chronique, qui, par un travail de néoplasie conjonctive, diminue la lumière des vaisseaux qui cheminent
dans son épaisseur et augmente encore la transsudation séreuse, sorte de cercle vicieux qui nous montre
le liquide ascitique à la fois effet et cause. Cette inflammation chronique, amenant l'épaississement des
feuillets péritonéaux qui tapissent la face concave du
foie, peut encore diminuer la perméabilité des branches
de la veine porte qui pénètrent par le hile. Cette pé-
rihépatite enserre ainsi le foie et y provoque par tous
les points de sa surface une prolifération conjonctive.

Les cas d'ascite curable chez les alcooliques décrits
récemment par M. Bouveret dans le *Lyon médical* ne
paraissent être que des cas de cirrhose atrophique où
la paracentèse a été pratiquée de bonne heure. Aussi,
Murchison conseille-t-il de pratiquer la ponction de
bonne heure. Dès que l'adomen est devenu modéré-
ment distendu par le liquide et que les purgatifs et les
diurétiques ne produisent plus l'effet cherché, il n'y a
plus de temps à perdre, dit-il, et il faut recourir à la pa-

racentèse. Et même si le liquide vient à se reproduire rapidement, il engage à ne pas perdre espoir, et cite des exemples où le liquide ne se reproduisit plus après plusieurs ponctions successives.

Si l'albuminurie tient à une lésion rénale, la ponction devra également être pratiquée de bonne heure, car des deux moyens thérapeutiques habituellement dirigés contre l'ascite, les purgatifs, les diurétiques, certains de ces derniers, ceux qui exagèrent la sécrétion urinaire par leur action irritante sur le parenchyme rénal, devront être absolument proscrits.

D'autre part, l'existence de l'albuminurie sera une contre-indication à l'emploi de certaines substances actives dirigé contre la sclérose hépatique. On connaît la susceptibilité des brightiques pour certains médicaments, en particulier l'opium, le mercure. Aussi devra-t-on se garder, en cas de diarrhée trop prolongée chez un cirrhotique albuminurique, de la combattre par l'opium. Contre la cirrhose même, les pilules bleues seront contre-indiquées en pareil cas. Pour d'autres raisons faciles à comprendre, l'hydrothérapie dont M. Lancereaux vante les résultats dans le traitement de la cirrhose atrophique devra être proscrite.

OBSERVATIONS.

I. — Cirrhose atrophique du foie. Ascite. Albuminurie. Ponction abdominale. Disparition de l'albumine. (Talamon.)

P..., âgé de 39 ans, peintre en bâtiments, entré le 7 avril, salle Saint-Joseph, n° 2, service du professeur G. Sée. N'a jamais eu de coliques de plomb. Pas de syphilis. Nie tout excès alcoolique. Aurait eu en 1871 des symptômes de goitre exophthalmique, saillie des globes oculaires et palpitations. Il existe encore un notable degré d'exophthalmie, mais sans battements du cœur ni gonflement du cou. — Depuis cinq à six mois, pituites le matin, inappétence. Depuis six semaines, il a remarqué que son ventre gonflait un peu. Depuis le 2 avril, le gonflement du ventre, devenu rapidement considérable, l'a obligé à s'arrêter ; pas de douleurs ni de vomissements : un peu de diarrhée ; depuis hier léger œdème des chevilles.

Etat actuel. — Facies un peu pâle et bouffi, remarquable par la saillie des globes oculaires. Ballonnement du ventre, qui est dur et tendu ; sonorité dans les parties supérieures : fluctuation et matité jusqu'à l'ombilic ; veines de la paroi dilatées et flexueuses. La matité du foie mesure 6 centimètres sur la ligne mamelonnaire : rate grosse. Oppression très marquée ; quelques râles sous-crépitants dans les bases. Rien au cœur : pas de souffles, battements réguliers. Un peu d'œdème malléolaire. Urines peu abondantes : 600 à 700 gr. dans les 24 heures ; albumine en grande quantité par chaleur et acide nitrique. Régime lacté. Iodure de potassium, 2 gr.

Les urines restent rares et albumineuses, le ventre excessivement dur et tendu. Ponction le 3 mai, 7 litres de liquide citrin.

Le 5 mai, 2 litres d'urine donnant encore par la chaleur un nuage d'albumine.

Le 10 mai, urines abondantes, 2 litres ; il n'y a plus trace d'albumine ; l'ascite s'est reproduite en partie.

Le malade sort le 12 juin; pas d'albumine dans l'urine ; foie toujours petit ; ascite peu abondante.

Le malade rentre dans le service le 7 juillet. Il avait repris son travail depuis trois semaines. Mais, il y a cinq jours, le ventre a brusquement gonflé de nouveau : en même temps, malaise général, un peu d'oppression, diarrhée. Depuis deux jours, suppression presque complète de l'urine ; un peu d'œdème malléolaire.

État actuel. — Tuméfaction énorme du ventre; dilatation des veines de la paroi ; fluctuation facile à constater. Rien au cœur, râles sous-crépitants dans les bases. Urines rares, foncées, rougeâtres; précipité abondant d'albumine par la chaleur et l'acide nitrique.

8 juillet. Ponction abdominale : 10 litres de liquide citrin. Urines du matin toujours foncées et albumineuses.

9 juillet. Dans la journée d'hier, quelques heures après la ponction, le malade a uriné abondamment ; urine claire. Le matin, il y a 1,500 grammes d'urine dans le bocal : elles ne renferment plus trace d'albumine avec les réactifs les plus sensibles.

Le malade sort le 20. Il reste un peu de liquide dans l'abdomen ; mais l'état général est bon, les urines sont abondantes et ne renferment plus d'albumine.

II. — Cirrhose atrophique du foie. Albuminurie passagère d'abord,
puis permanente. Mort par péritonite aiguë (Talamon).

Q..., 36 ans, chapelier, entré le 22 novembre 1881,
salle Saint-Christophe, 19, service du professeur
G. Sée. — Syphilis en 1870 ; chancre induré, roséole,
plaques muqueuses : traité pendant trois mois par les
pilules de protoiodure ; aucune manifestation depuis
lors. Alcoolique avéré : a l'habitude de boire, chaque
matin, un verre de vin blanc et un verre d'absinthe ;
en outre, excès alcooliques de toutes sortes pendant
une dizaine d'années. Vomissements pituitenx le matin
depuis longtemps : crampes dans les pieds, les mains,
les mollets, très douloureuses.

Depuis trois ans, amaigrissement considérable, se
sent malade depuis trois semaines ; diarrhée noirâtre,
fétide, inappétence absolue ; affaiblissement.

Depuis six jours, le ventre a commencé à enfler
d'une manière notable.

Il y a cinq ou six jours, sang dans les garde-robes.
Pas d'épistaxis, urines rares, très foncées depuis cinq
ou six mois.

Etat actuel.— Amaigrissement considérable des bras
et des jambes : teinte grisâtre de la face, ventre tuméfié
et tendu, sonore dans les parties sus-ombilicales, mat
dans les parties inférieures : ascite facile à constater.
Dilatation bleuâtre des veines au niveau de l'hypochon-
dre gauche. La matité du foie paraît normale. Rate un
peu augmentée de volume. Pas d'appétit, vomissements
glaireux le matin, diarrhée. Poumons et cœur nor-

Potiquet.   4

maux. Urines rares, foncées, albumine en grande abondance par la chaleur et l'acide nitrique. — Régime lacté. 2 grammes d'iodure de potassium.

Au bout de huit jours, la quantité d'urine s'élève de 500 ou 600 grammes à 2 litres dans les 24 heures. Les urines sont claires, peu colorées ; elles contiennent toujours de l'albumine en quantité notable. Le ventre est toujours tendu et ballonné ; mais l'ascite n'a pas augmenté.

Le 20 décembre, le malade continue à uriner de 2 à 3 litres dans les 24 heures, urines d'un jaune clair : à peine un nuage d'albumine par la chaleur. L'abdomen est météorisé, mais l'ascite est à peine appréciable.

Le malade sort le 5 janvier. La face est toujours pâle et grisâtre, les membres amaigris. Ventre météorisé, mais sonore partout ; on ne constate plus trace d'ascite. La matité du foie n'a pas varié. Urines de 24 heures, 2,500 grammes, jaune clair. Depuis huit ou dix jours, on ne trouve plus d'albumine.

Le malade rentre dans le service au bout de quatre mois, le 9 mai 1882. Le gonflement du ventre est devenu très prononcé depuis un mois ; urines de nouveau rares et foncées. Facies cachectique terreux ; amaigrissement extrême ; dégoût pour tous les aliments ; vomissements bilieux continuels ; il ne peut plus supporter le lait. L'ascite est énorme ; fluctuation franche ; matité remontant au-dessus de l'ombilic ; foie difficile à délimiter ; veines pariétales dilatées. Un demi-litre d'urine rougeâtre : albumine à flots par la chaleur et l'acide nitrique. — Iodure de potassium, 2 grammes.

Le 20 mai, on fait une ponction qui évacue 8 litres de sérosité citrine. Le foie percuté le lendemain mesure à peine 6 centimètres sur la ligne mamelonnaire. Rate grosse.

Les urines restent peu abondantes et toujours chargées d'albumine. L'ascite se reproduit rapidement. Le malade a fréquemment des vomissements bilieux ou alimentaires, des diarrhées abondantes. Maigreur squelettique.

Le 15 juin, nouvelle ponction; 6 litres de sérosité citrine. Les urines sont toujours albumineuses. Emaciation extrême des membres supérieurs et inférieurs, de la face, sans œdème.

Troisième ponction le 19 juillet : 9 litres de liquide séreux. Le soir, douleurs violentes dans le ventre, vomissements bilieux.

Le 20. Facies grippé, ventre excessivement douloureux partout au moindre attouchement ; vomissements porracés. Les signes de péritonite persistent les jours suivants, et le malade meurt le 27 juillet.

Opposition à l'autopsie.

Paris. — A. PARENT, imp. de la Fac. de médec., rue M.-le-Prince, 31.
A. DAVY, successeur.

www.ingramcontent.com/pod-product-compliance
Ingram Content Group UK Ltd.
Pitfield, Milton Keynes, MK11 3LW, UK
UKHW031758170726
13836UKWH00003B/1035